Dieta Vegana

Dieta Vegana Para Que Los Principiantes Se Mantengan Sanos Con Un Plan De Comida

(RecetasVeganas Para Mejorar Su Salud Y Ponerse En Forma)

Escipion Villegas

Publicado Por Jason Thawne

© **Escipion Villegas**

Todos los derechos reservados

Dieta Vegana: Dieta Vegana Para Que Los Principiantes Se Mantengan Sanos Con Un Plan De Comida (Recetas Veganas Para Mejorar Su Salud Y Ponerse En Forma)

ISBN 978-1-989749-68-5

Este documento está orientado a proporcionar información exacta y confiable con respecto al tema y asunto que trata. La publicación se vende con la idea de que el editor no esté obligado a prestar contabilidad, permitida oficialmente, u otros servicios cualificados. Si se necesita asesoramiento, legal o profesional, debería solicitar a una persona con experiencia en la profesión.

Desde una Declaración de Principios aceptada y aprobada tanto por un comité de la American Bar Association (el Colegio de Abogados de Estados Unidos) como por un comité de editores y asociaciones.

No se permite la reproducción, duplicado o transmisión de cualquier parte de este documento en cualquier medio electrónico o formato impreso. Se prohíbe de forma estricta la grabación de esta publicación así como tampoco se permite cualquier almacenamiento de este documento sin permiso escrito del editor. Todos los derechos reservados.

Se establece que la información que contiene este documento es veraz y coherente, ya que cualquier responsabilidad, en términos de falta de atención o de otro tipo, por el uso o abuso de cualquier política, proceso o dirección contenida en este documento será responsabilidad exclusiva y absoluta del lector receptor. Bajo ninguna circunstancia se hará responsable o culpable de forma legal al editor por cualquier reparación, daños o pérdida monetaria debido a la información aquí contenida, ya sea de forma directa o indirectamente.

Los respectivos autores son propietarios de todos los derechos de autor que no están en posesión del editor.

La información aquí contenida se ofrece únicamente con fines informativos y, como tal, es universal. La presentación de la información se realiza sin contrato ni ningún tipo de garantía.

Las marcas registradas utilizadas son sin ningún tipo de consentimiento y la publicación de la marca registrada es sin el permiso o respaldo del propietario de esta. Todas las marcas registradas y demás marcas incluidas en este libro son solo para fines de aclaración y son propiedad de los mismos propietarios, no están afiliadas a este documento.

TABLA DE CONTENIDO

Parte 1 1

Introducción 2

El Veganismo Y Sus Orígenes 3

Dos Tipos De Venganismo 7
Veganos Dietéticos 8
Veganos Éticos 8

Razones Para Adoptar El Estilo De Vida Vegano 9

El Veganismo Es Saludable 9
El Veganismo Es Éticamente Correcto 10
El Veganismo Es Más Barato (Tanto De Inmediato Como A Largo Plazo) 12

El Veganismo Lo Alienta A "Volverse Verde" 14

Beneficios De Adoptar Una Dieta Vegana Y Estilo De Vida. 16

Nutrición 16
Prevención De Enfermedades 19
Beneficios Físicos 21

Cazadores De Mitos - Demasiado De La Dieta Estadounidense 24

Reemplázalo Con Comida Vegana 26

Reemplazos Para Productos Lácteos 26
Si Necesita Queso, Puede Sustituir Fácilmente El Queso Lácteo Por Queso De Soja, Tapioca O Queso Hecho De Nueces. 28
La Margarina Se Puede Usar Para Reemplazar La Manteca Láctea Regular. 28
Reemplazos Para Huevos 28

Qué Hacer Y Qué No Hacer: Una Guía Para Seguir El Estilo De Vida Vegano 31

Que Hacer 31

Que No Hacer. 33
Recetas 36
Deliciosos Fideos De Soba Con Salsa Picante De Tahini,
Verduras De Mar Y Col Rizada 36
Tacos De Aguacate 38
Batido De Plátano, Fresa Y Batido De Semillas De Lino 40
Batido De Desayuno De Fresa, Avena Y Leche De Soja 40
Delicioso Plátano Y Licuado De Col Rizada 41
Batido De Pina Colada Vegana De Estilo Vegano 42
Ensalada De Maíz, Guisantes Y Frijoles 43
Ensalada De Tomates Y Olivos 44
Ensalada Tropical De Mango Con Nueces Y Lechuga 46
Minestrone Italiano De Patata Dulce De Estilo Vegano 48
Deliciosas Espinacas, Patatas Y Champiñones Al Horno 50

Conclusión 54

Parte 2 56

Introducción 57

Receta 1: Fetuccine Alfredo Vegano Con Limón 60
Receta 2: Club Sándwich Estilo Reuben Con Tempeh 62
Receta 3: Macarrones Con Calabaza Al Horno 64
Receta 4: Panecillos Veganos De Plátano 65
Receta 5: Wafles Veganos 67
Receta 6: Los Mejores Panqueques Veganos 68
Receta 7: Chili De Calabaza 69
Receta 8: Cazuela De Bruschetta Con Quinoa 71
Receta 9: Lo Mein Con Edamame 73
Receta 10: Estofado De Frijol Y Col Rizada 75
Receta 11: Ensalada De Frijol Negro 76
Receta 12: Frijoles Negros Con Arroz 78
Receta 13: Frijoles Negros Con Arúgula Y Batatas 79
Receta 14: Sándwich De Humus Y Verduras En Pan Pita 80
Receta 15: Pasta Con Queso Feta, Tomates Y Alubias 81
Receta 16: Chili Vegano 82
Receta 17: Lasaña De Calabacín 84
Receta 18: Risotto De Hongos 85

Receta 19: Pay Cottage Vegetariano Con Seitán 87
Receta 20: Bollos De Trigo Integral 90
Receta 21: Tacos Veganos 91
Receta 22: Pudín De Arroz Con Pasas Para El Desayuno 92
Receta 23: Preparado De Haba Para Huntar 93
Receta 24: Lasaña De Frijol Negro 94
Receta 25: Granola 96
Receta 26: Hamburguesa De Lentejas Con Almendra 97
Receta 27: Salteado De Polenta Con Tofu 99
Receta 28: Pan Plano Con Cebolla Caramelizada Y Alubias . 101
Receta 29: Mezcla Para Wafles De Sémola De Maíz Y Avena 103
Receta 30: Ensalada Del Suroeste 104
Receta 31: Fideos De Anacardo (Cajún) Con Brócoli Y Tofu 106
Receta 32: Lingüine De Mungo Con Puerro, Alcachofa Y Lentejas 107
Receta 33: Arroz "Frito" De Soya Y Jengibre Con Col Rizada Y Semillas De Girasol 109
Receta 34: Sopa De Lentejas, Verduras Y Cebada Hecha En Olla Lenta 110
Receta 35: Barras Veganas De Proteína 112
Receta 36: Ensalada De Quinoa, Elote Y Edamame 113
Receta 37: Ensalada De Aguacate Con Alubias 115
Receta 38: Salteado De Calabacín Amarillo Y Alubias 116
Receta 39: Tacos De Tofu Para Desayunar 117
Receta 40: Espagueti De Calabacín Con Tempeh 118
Receta 41: Torre De Enchiladas 120
Receta 42: Seitán Al Curry Estilo Panang 122
Receta 43: Panqueques De Almendra Altos En Proteína 124
Receta 44: Ensalada Mediterránea 125
Receta 45: Fideos Soba Con Tofu 126
Receta 46: Shakshuka Vegano Con Acelgas 128
Receta 47: Sopa Vegetariana Con Arvejas Partidas 130
Receta 48: Cazuela Vegana Con Tomate Y Calabacín Rostizado 131
Receta 49: Pudín De Chocolate Con Chía 133
Receta 50: Zanahoria Al Curry Con Triángulos De Tempeh Ahumados Al Maple 134

Receta 51: Tazón De Cebada Y Edamame Con Limón 136
Receta 52: Ensalada Vegana De Brócoli Salteado 137

Conclusión 139

Parte 1

Introducción

Hoy en día la obesidad está en aumento. Con la obesidad viene una gran cantidad de enfermedades, algunas más graves que otras, como diabetes, enfermedades cardiovasculares, cánceres de diferentes órganos, etc. Hay muchos factores que pueden atribuirse a este aumento de la grasa corporal no saludable en nuestros cuerpos, como la alimentación no saludable. Hábitos y falta de ejercicio.

Uno de los principales contribuyentes de grasa en nuestro cuerpo es la grasa que nuestro cuerpo obtiene del consumo de alimentos derivados de animales. El consumo de carne roja, como todos sabemos, es extremadamente perjudicial para nuestra salud.

Una dieta vegana, en lenguaje laico, es una dieta que evita el consumo de todas las carnes, huevos y otros productos lácteos.

Este libro le brinda una breve historia de cómo se originó el veganismo, las razones por las que necesita adoptar el veganismo, los beneficios, los reemplazos veganos para los productos lácteos y los huevos de uso común, una guía de lo que debe y no debe hacer y, por supuesto, un montón de deliciosos y recetas veganas saludables que te ayudarán a comenzar tu dieta.

Me gustaría darle las gracias por descargar este libro electrónico y espero que el contenido lo ayude a avanzar hacia un estilo de vida más saludable.

El veganismo y sus orígenes

El veganismo es básicamente un concepto que promueve la abstinencia de cualquier tipo de productos derivados de animales, especialmente cuando se trata de la dieta. Según el veganismo, los animales son seres sensibles y no necesitamos ser tratados como una mercancía por nosotros.

Donald Watson, el cofundador de la VeganSociety en Inglaterra, acuñó el término "Vegan" en el año 1944 para dar a entender que "vegetariana no consume lácteos". Más tarde, la palabra vegano evolucionó para significar "el principio de que un ser humano debe vivir su vida sin aprovecharse indebidamente de las criaturas indefensas.

El concepto de vegetarianismo ha existido desde la antigua Grecia y la India, pero la palabra vegetariano surgió en algún lugar del siglo XIX para referirse a aquellos que se abstuvieron de comer carne. Se decía que las personas que no consumían productos lácteos o huevos eran "vegetarianos estrictos" o "vegetarianos totales".

El vegetarianismo se recuperó en el siglo XIX y hubo esfuerzos para establecer comunidades vegetarianas estrictas. Alrededor de este tiempo la Temple School en Boston, basada en estrictos principios vegetarianos.

Muchas publicaciones tomaron la causa de la abstinencia del uso de productos animales, destacando la crueldad contra los animales. Se publicaron artículos que pedían a las personas que encontraran alternativas para los zapatos de cuero y que se convirtieran al vegetarianismo.

En 1943, Leslie Cross, de la Leicester VegetarianSociety, escribió un artículo en un boletín sobre cómo le preocupaba el consumo de leche de vaca por parte del vegetarianismo. Puedes decir que este artículo puso la bola en movimiento y abrió las puertas del veganismo.

En 1944, cuando sus demandas de una sección en la revista de la Sociedad Vegetariana no fueron escuchadas, Donald Watson y algunos otros miembros crearon su propio boletín trimestral llamado "Vegan News", Watson dijo en su primer número que la palabra vegan era ambas, el Comienzo y fin del vegetarianismo.

En 1962, el Oxford IllustratedDictionary definió la palabra vegano como "un vegetariano que no come mantequilla, huevos, queso o leche".

La primera sociedad vegana en América nació en 1948 bajo el liderazgo de Catherine T. Nimmo y RubinAbramowitz.

La American VeganSociety (AVS) fue fundada en 1960 por H. JayDinshah después de visitar un matadero y se inspiró en los escritos de Donald Watson. Incluyó la sociedad de Nimmo en la suya y también se unió al concepto de veganismo con el concepto de ahimsaa, una palabra sánscrita que significa "no hacer daño" o "no violencia". Incluso su revista se llamaba Ahimsa.

En la década de 1970, se promovió el veganismo para que fuera una forma de dieta más saludable y muchos científicos investigaron y argumentaron que las personas que consumían una dieta que contenía grasas y proteínas de origen animal corrían un mayor riesgo de contraer enfermedades a diferencia de las personas que consumían alimentos bajos.

dieta a base de plantas grasas.

Es difícil señalar el momento exacto en que el veganismo cobró impulso en el siglo XXI, pero se cree que el concepto ganó popularidad después de la publicación del libro de China Colin Campbell, The China Study, en 2005.

El libro habla sobre la relación entre las enfermedades crónicas, como el cáncer, la diabetes y la enfermedad coronaria, y el consumo de productos lácteos. Alrededor de 2010 y 2011, el veganismo ganó bastante impulso en los restaurantes de los Estados Unidos para comenzar a marcar los elementos como "veganos" en sus menús.

Dos tipos de venganismo

Sí, el veganismo es un concepto bastante sencillo; Vive tu vida sin dañar a ningún otro ser sintiente. Pero incluso este concepto puede clasificarse ampliamente en dos tipos:

Veganos dietéticos

También conocidas como veganas estrictas, estas personas se abstienen de consumir productos derivados de animales. Esto no solo se limita a evitar la carne, sino que también se extiende a los productos lácteos, los huevos y todos los demás productos derivados de animales, a diferencia del ovo lacto vegetarianos.

Veganos éticos

Estas son las personas que no solo siguen una dieta vegana, sino que también evitan todo tipo de productos animales en otras esferas de su vida, ya sea para cualquier propósito. Este concepto también se conoce como veganismo ambiental, que se basa en la teoría de que la recolección extensiva de animales debilita el ecosistema y lo hace inestable.

Razones para adoptar el estilo de vida vegano

Como se explicó antes, el veganismo tiene un gran impacto en su salud. Aquí hay algunas razones por las que debes adoptar un estilo de vida vegano.

El veganismo es saludable

Después de realizar varios estudios a fines de los años 70 y principios de los 80, los médicos CaldwellEsselstyn, DeanOrnish, John A. McDougall, Michael Greger, Michael Klaper, Neal D. Barnard y el bioquímico T. Colin Campbell argumentaron que un animal rico en grasas y proteínas La dieta puede conducir a una variedad de enfermedades.

Según T. Colin Campbell en su libro "El estudio de China", el consumo de grasas y proteínas animales da lugar a muchas enfermedades crónicas como el cáncer de intestino, mama y próstata, diabetes y enfermedad coronaria. Concluye que si las personas evitan todos los alimentos derivados de animales, como la carne de res, pollo, cordero, carne de res, huevos y productos lácteos, y consumen una dieta de alimentos de origen vegetal, pueden reducir las posibilidades de contraer enfermedades potencialmente mortales.

El veganismo es éticamente correcto

Después de la salud, los "motivos morales" son la segunda razón más popular por la que las personas adoptan la dieta y el estilo de vida veganos.

¿Sabías que aproximadamente 25 mil millones de animales son sacrificados en América cada año? Y las condiciones que soportan antes de ser sacrificadas son tan terribles, incluso se podría pensar que matar al animal lo estaba haciendo un favor y aliviarlo de su miseria.

Sí, los animales no son seres inteligentes (bueno, según nosotros, los humanos de todos modos), pero son sensibles. Sienten miedo y dolor cuando son redondeados, acaparados en pequeños corrales o jaulas y sacrificados sin piedad, a menudo dejándolos morir desangrados. ¡Estos animales medio muertos a menudo son golpeados y despellejados mientras aún hay vida en ellos!

Si tienes una mascota, échale un buen vistazo e imagina: ¿qué pasaría si tu mascota pasara por este nivel de tortura?

Muchos comedores de carne dicen que esta es la forma de vida, parte del ciclo de la cadena alimenticia y no hay nada de malo en ello. Sí, no está mal comer carne. Pero, es un error comer la carne que proviene de un animal, que recibió condiciones de vida desagradables y que fue asesinada sin piedad.
Muchas personas, que se vuelven veganas, lo hacen después de pasar o visitar un

matadero o dos. La mayoría de la gente dice que un solo vistazo a ese lugar o incluso una inhalación de ese lugar es suficiente para que te abstengas de comer carne de por vida. Dale un pensamiento.

El veganismo es más barato (tanto de inmediato como a largo plazo)

Muchos de los críticos del veganismo argumentan que seguir una dieta vegana es costoso. Pero déjame decirte que esto está lejos de la verdad. El hecho es que seguir una dieta vegana es mucho más barato.

Primero, veamos cómo seguir una dieta vegana ahorra nuestro dinero en el día a día. Como todos sabemos, el costo de la carne es mucho más alto que el costo de una bolsa de verduras. El costo de una libra de un filete de res regular cuesta alrededor de $ 2.5 y el costo de los cortes principales es aún mayor. Un buen bistec de ternera cuesta alrededor de $ 14.97 por media libra.

En comparación con esto, una libra de tomates cuesta $ 1.47, 10 papas rusas grandes cuestan $ 4 y una libra de lechuga roja cuesta un promedio de $ 3 por libra. Mientras que una sola porción de bistec compensa una comida, la tienda de comestibles mencionada anteriormente es suficiente para usar por lo menos 3 o 4 comidas.

¡El promedio de los gastos semanales para una familia de cuatro que consumen alimentos orgánicos y veganos es de aproximadamente $ 200, mientras que el promedio de los gastos semanales para una familia de cuatro que consumen carne es de aproximadamente $ 650 - $ 700!

Ahora, hablemos de los beneficios monetarios a largo plazo de volverse veganos. Como se mencionó anteriormente, el consumo de alimentos veganos es extremadamente saludable. Una vez que deja de consumir las grasas y proteínas animales dañinas, comienza a proteger su cuerpo contra una variedad de enfermedades. El consumo de frutas y verduras frescas resulta en un consumo de fibras, que ayudan a eliminar las toxinas de su cuerpo.

Comer alimentos orgánicos y frescos también ayuda a estimular su sistema inmunológico y mantener su metabolismo funcionando a un nivel óptimo. Esto le ahorra mucho dinero al reducir sus gastos médicos.

El veganismo lo alienta a "volverse verde"

Hoy, "ser verde" es un grito que se hace eco desde todos los rincones del mundo. "Gogreen" es un concepto que promueve una vida sostenible y respetuosa con el medio ambiente.

Uno de los mayores contaminantes de las vías fluviales de Estados Unidos es la ganadería. Los desechos generados por los animales a menudo se tiran en cuerpos de agua o se impregnan en el nivel freático y contaminan el agua potable.

Cuando los animales de granja eructan, liberan amoníaco, que es un importante gas de efecto invernadero y desempeña un papel importante en el calentamiento global. Los cascos de los animales de granja comprimen el suelo y reducen la capacidad de retención de agua del suelo y dan como resultado que cada vez más agua salga del suelo.

Además, alrededor de 1/3 de los combustibles fósiles utilizados en los Estados Unidos se utilizan en la recolección de animales. Y cuando compara la cantidad de recursos, alimentos, agua, infraestructura, etc., dedicados a estas granjas de animales y el producto final que recibimos, ¡los recursos superan con creces al producto final!

Estos son solo algunos de los efectos negativos de la excesiva recolección de animales y la agricultura.

Haga su esfuerzo por salvar el mundo y deje de ser el consumidor que crea la demanda de estas granjas de animales. Recuerde, una vez que la demanda disminuya, el número de granjas de animales disminuirá por sí solo.

Beneficios de adoptar una dieta vegana y estilo de vida

El veganismo tiene muchas ventajas y puede tener un efecto muy positivo en tu mente y en tu cuerpo.

Nutrición

Estos son los beneficios nutricionales que puede obtener cuando consume una dieta vegana que consiste en granos enteros, frutas frescas, verduras, productos de soya, frijoles y nueces.

1. Niveles más bajos de grasas saturadas: los alimentos derivados de animales como los cortes de carne y los productos lácteos son ricos en grasas saturadas y cuando consumes estos alimentos, consumes muchas grasas saturadas. Cuando deja de consumir estos alimentos, disminuye su contenido de grasa saturada en su cuerpo; Por lo tanto, protegerse contra una variedad de enfermedades cardiovasculares.

2. Fibra: cuando consume frutas y verduras frescas a diario, consume una gran cantidad de fibra. Esta fibra es extremadamente útil para facilitar el movimiento intestinal y también ayuda a combatir el cáncer de colon.

3. Magnesio: este nutriente es esencial en la absorción del calcio, pero a menudo se pasa por alto. Las verduras de hoja verde, como las espinacas, las nueces y las semillas tienen una gran cantidad de magnesio.

4. Calcio: no, los productos lácteos no son

la única fuente de calcio. Los alimentos veganos como la leche de almendras fortificada, la leche de soja, el brócoli, las almendras, la col rizada, los nabos, las avellanas, etc. tienen un buen contenido de calcio y también son más fáciles para el sistema digestivo.

5. Fitoquímicos: una dieta rica en plantas tiene una gran cantidad de fitoquímicos. Estos fitoquímicos desempeñan un papel importante en la prevención y curación del cáncer, aumentan el número de enzimas protectoras y ayudan a los antioxidantes en el cuerpo.

6. Proteínas: es un error común pensar que las proteínas solo están presentes en los alimentos no vegetarianos y los vegetarianos (y, por extensión, los veganos) siempre carecen de proteínas en su dieta. Lo que es aún menos conocido es que la mayoría de los estadounidenses comen demasiada proteína y esperan proteínas de fuentes poco saludables, como la carne roja. Los productos a base de soya, frijoles, guisantes, nueces y lentejas, siempre y cuando no sea alérgico a cualquiera de estos, son fuentes de proteínas ricas y saludables que no tienen efectos secundarios en su cuerpo (como lo hace el consumo de carne roja).

Prevención de enfermedades

Comemos alimentos para fortalecer nuestro cuerpo y proporcionar a nuestro cuerpo una nutrición que promueva un crecimiento saludable. Nuestra comida también contiene una gran cantidad de nutrientes que ayudan en la protección de las diversas enfermedades. Aquí hay una lista de algunas de las enfermedades que pueden prevenirse, detenerse o revertirse con la ayuda de una dieta y estilo de vida veganos.

1. **Enfermedades cardiovasculares** – como mencioné anteriormente, cuando consume niveles más bajos de grasas saturadas, protege su cuerpo de las enfermedades cardiovasculares. Un estudio realizado en Gran Bretaña muestra que el riesgo de contraer

enfermedades del corazón se reduce con el consumo de alimentos veganos.

2. **Colesterol malo** – Todos los productos alimenticios derivados de animales contienen niveles variables de colesterol. Cuando elimina estos alimentos de su dieta, protege su corazón de los efectos del colesterol.

3. **Diabetes tipo 2** – Una dieta vegana es un arma muy efectiva contra la diabetes tipo 2. La dieta no solo ayuda a reducir el riesgo de contraer diabetes tipo 2, sino que es una bendición para todos aquellos que sufren de diabetes tipo 2 y ayuda a controlar la enfermedad.

4. **Cáncer de prostata** – Un estudio ha demostrado que los hombres, que estaban en las primeras etapas del cáncer de próstata, detuvieron el progreso de la enfermedad y, en algunos casos, incluso revertieron la enfermedad simplemente cambiando a una dieta y estilo de vida veganos.

5. **Cáncer** de colon– Los estudios han demostrado que las personas que consumen muchos granos y frutas y verduras frescas tienen menos posibilidades de contraer cáncer de colon en comparación con las personas que no lo hacen.

Beneficios físicos

Junto con los grandes beneficios nutricionales y las funciones de prevención de enfermedades, una dieta vegana y un estilo de vida también tienen muchas ventajas físicas. Estos son algunos de los beneficios físicos de volverse veganos:

1. **BodyMassIndex (BMI)** – El BMI se usa como un indicador de que la persona tiene el peso ideal, saludable y que carece de grasa corporal. Muchos estudios han demostrado que las personas que se mantienen alejadas de las carnes tienen un mejor IMC en comparación con las que consumen carne.

2. **Ayuda a perder peso** — Sí, muchas dietas ayudan en la pérdida de peso, pero la pregunta es: ¿son saludables? Una dieta vegana es una de las formas más saludables de perder peso, ya que la dieta vegana elimina todos los alimentos poco saludables y le brinda una dieta llena de alimentos frescos y saludables.

3. **Mayor energía** — La función principal de los alimentos es proporcionarnos energía. Muchas veces, el consumo de alimentos ricos en grasa "pesados" tiene un efecto inverso en nuestro cuerpo; haciéndonos sentir más letárgicos. Una dieta vegana elimina todos esos alimentos ricos en grasa y proporciona a su cuerpo la energía que tanto necesita.

4. **Piel saludable** — Las vitaminas A y E que obtenemos del consumo de los vegetales y las nueces tienen un gran impacto en su piel. Se observa que las personas que consumen una dieta

vegana tienen una piel más sana y brillante en comparación con las personas que no siguen la dieta vegana.

5. **Mejor olor corporal** – Es posible que no sepa esto, pero si consume muchas carnes rojas, existe una alta probabilidad de que tenga problemas de olor corporal. Cuando te vuelves vegano hueles mejor.

6. **6. Síndrome premenstrual**– Las mujeres han informado que pasan por mucho menos intensas y, en algunos casos, junto a síntomas de PMS insignificantes. Se cree que el no consumo de lácteos tiene este efecto en el cuerpo.

7. **Uñas**– Se dice que la salud de las uñas es un reflejo de la salud general. El consumo de una dieta vegana fortalece las uñas y las hace menos propensas a astillarse.

Cazadores de mitos - Demasiado de la dieta estadounidense

Una dieta estadounidense regular tiene mucha comida. Esto resulta en una acumulación excesiva de toxinas dañinas en el cuerpo. La lista que figura a continuación describe cómo una dieta vegana puede reducir el problema del exceso de alimentos y el exceso de toxinas que consumimos.

1. **Proteínasanimales**– Como se mencionó anteriormente, muchas personas creen que solo las fuentes animales pueden proporcionar a su cuerpo las proteínas que tanto necesita. Esto no es verdad. Los frijoles y los granos son una fuente mucho más saludable de proteínas, en comparación con la carne roja.

2. **Leche de vaca a diario** – A pesar de lo que nos dicen los anuncios que aparecen en la televisión, el hecho es que para el cuerpo humano es muy difícil digerir la leche de vaca y los diversos productos que se utilizan al usarla. Según algunos estudios,

aproximadamente el 75% de las personas en este mundo pueden sufrir alergias a la leche no detectadas o intolerancia a la lactosa. Cuando se cortan los productos lácteos de la leche de vaca de su dieta, esto eleva su salud general.

3. **Mercurio** – Le sorprenderán las estadísticas que muestran la cantidad de mercurio presente en los mariscos que consumimos. Se han encontrado niveles variables de mercurio en los peces y los mariscos, y es imposible consumirlos sin agregar mercurio a su cuerpo.

Reemplázalo con comida vegana

La dieta vegana está bastante limitada a frutas, verduras, granos, nueces y frijoles y elimina casi el 50% de los alimentos disponibles para nosotros. Las personas que nacen y crecen veganos pueden encontrar muy fácil seguir la dieta vegana, pero a los nuevos conversos les puede resultar difícil adaptarse a la dieta y encontrar reemplazos para los alimentos que se encuentran comúnmente.

Muchos de nosotros estamos tan acostumbrados a consumir productos lácteos y huevos, cuando nos enfrentamos a la pregunta de qué usar como reemplazo, nos quedamos en blanco. Le hemos proporcionado una lista de los reemplazos para los alimentos mencionados anteriormente para una vida sin complicaciones.

Reemplazos para productos lácteos

La leche es una parte tan fundamental de

nuestras vidas que la mayoría de nosotros, los no veganos y los intolerantes a la lactosa no podemos imaginar la vida sin ella. Después de todo, sin leche, ¿cómo se puede hacer helado? ¿O de hecho la mayoría de los otros postres?

La respuesta es muy simple; usas suplementos La leche vegetal, extraída de diferentes fuentes vegetales, puede usarse fácilmente en lugar de la leche real. Aquí están algunos ejemplos:Leche de soja: la leche de soja es el reemplazo más común para la leche regular. Hay una ligera diferencia de sabor, pero es casi insignificante y puede usarse para todos los fines para los que usualmente se usa leche.

- Leche de almendras: la leche de almendras se puede usar como reemplazo de casi cualquier receta en la que necesite leche. ¿Así que quieres un delicioso y saludable pastel vegano? Simplemente sustituya la leche regular por leche de almendras y no solo funcionará bien, el sabor distintivo de la almendra también le agregará otro nivel de sabor.

• Leche de coco: al igual que la leche de almendras, la leche de coco también es un buen sustituto de la leche en los platos que necesita para cocinar. La crema de coco también se puede utilizar como sustituto de la crema láctea.

Si necesita queso, puede sustituir fácilmente el queso lácteo por queso de soja, tapioca o queso hecho de nueces.

La margarina se puede usar para reemplazar la manteca láctea regular.

Reemplazos Para Huevos

El huevo es una fuente muy importante de proteínas y tiene muchas funciones que cumplir. Algunos alimentos utilizan el huevo como agente aglutinante, otros como agente espesante y otros como agente emulsionante.

Con tantos usos, podría pensar que encontrar un reemplazo para los huevos puede ser muy difícil, pero este no es el caso. Es reemplazable y verás cómo.

Las versiones libres de huevo de los alimentos (que usualmente usan huevos) están fácilmente disponibles en el mercado. Por ejemplo, la mayonesa sin huevo está disponible en el mercado. Si no desea comprar mayonesa preenvasada, puede prepararla en casa. Simplemente reemplace los huevos en la mayonesa con un puñado de semillas de lino.

Cuando se necesita un huevo para realizar una función de enlace, digamos que para cubrir las empanadas antes de freírlas, reemplace el huevo con un poco de harina de soja mezclada con agua.

El tofu de seda también se puede usar para reemplazar el huevo en ciertas recetas.

Para hornear, sustituya los huevos con puré de plátanos, salsa de manzana o puré de ciruelas.

Como puede ver, es posible reemplazar los ingredientes no veganos con ingredientes veganos; Todo lo que necesitas hacer es un poco de investigación. Solo asegúrese de obtener las cantidades correctas para no quedarse con un lío de comida de mal sabor.

Qué hacer y qué no hacer: una guía para seguir el estilo de vida vegano

Entonces, después de leer las ventajas de la dieta y el estilo de vida veganos, ha decidido que desea volverse vegano. Hay algunos errores comunes que todos los veganos recién convertidos cometen y es esencial que los evite a toda costa.

¡Aquí hay una lista de lo que debe y no debe hacer para seguir este estilo de vida!

Que hacer

1. **1. Obtener un impulso de vitamina B12** – La vitamina B 12 es una vitamina realmente importante que ayuda a mantener nuestras células nerviosas y células sanguíneas extremadamente saludables. La deficiencia de esta vitamina causa varios problemas neurológicos, como desmineralización (que provoca sensación de hormigueo y entumecimiento), demencia, amnesia, problemas del estado de ánimo y un

andar irregular. Esta vitamina se encuentra principalmente en productos animales y es por eso que la mayoría de los veganos padecen la deficiencia de vitamina B 12.

Para protegerse de estas enfermedades, asegúrese de consumir por lo menos 25 microgramos de un suplemento de vitamina B 12 de buena calidad todos los días.
Es esencial que siga los consejos de su médico antes de comenzar cualquier suplemento por su cuenta.

2. **Comienza lentamente** – No se levante y decida un día: "Voy a ser vegano hoy". Cambiar de dieta repentinamente puede ser una transición muy repentina para su cuerpo, una de las cuales su cuerpo no podrá recuperarse.
3. En lugar de comenzar repentinamente la dieta vegana, haz que sea una transición lenta.

Comienza como un vegano de medio tiempo con dos comidas veganas y una comida no vegetariana y poco a poco se destete en un lapso de un mes.

Que NO hacer.

1. Confíe en los alimentos veganos envasados – Muchas de las comidas veganas preenvasadas contienen altas cantidades de sodio y otros ingredientes artificiales que pueden ser muy perjudiciales para su salud. Si no nos crees, revisa las calorías en un paquete de hamburguesas vegetarianas y las calorías en el paquete de hamburguesas de hamburguesa de carne. Encontrará que las hamburguesas de hamburguesas vegetarianas tienen un contenido de calorías más alto.

Las hamburguesas vegetarianas también pueden contener productos químicos artificiales para proporcionar un buen sabor, olor y color.

No consuma más de un paquete de estos alimentos veganos pre envasados más de una vez por semana.

2. Olvidarse de la proteína. –- Es de conocimiento general que los alimentos de origen animal tienen un mayor contenido de proteínas en comparación con sus contrapartes veganas.

Asegúrese de consumir una dieta rica en proteínas para compensar las proteínas perdidas.

Incluya muchos productos a base de soya, como pepitas de soya, leche de soya, tofu, etc., productos a base de nueces, como mantequilla de maní, mantequilla de almendras, etc., quinua y avena en su dieta diaria.

.

3. Solo come alimentos crudos – Mucha gente asocia el veganismo como sinónimo de consumo de alimentos crudos solamente. No cometa este error de consumir solo verduras y frutas crudas. Los frijoles, granos, vegetales y frutas cocidos son más fáciles de digerir y extraer nutrientes de nuestro cuerpo. Pero esto no significa en modo alguno que deba limitarse a comer solo alimentos cocidos.

Cree un equilibrio saludable de alimentos crudos y cocidos en su dieta. Esto no solo confundirá un poco su dieta, sino que también proporcionará a su paladar una variedad de texturas. Hacerlo también romperá la monotonía de comer alimentos similares y te hará sentir emocionado por las comidas.

Recetas

Deliciosos fideos de soba con salsa picante de tahini, verduras de mar y col rizada

Ingredientes

- 1/4 taza y 2 cucharadas de vinagre de arroz
- 1/4 taza de salsa de soja
- 2 paquetes de (8 onzas) de fideos soba secos
- 1/4 taza de aceite de oliva
- 2 racimos de col rizada, cortados en trozos pequeños
- 4 dientes de ajo, picados
- 1 cucharadita de salsa de ajo y chile (como la Sriracha)
- 2 paquetes (1.76 onzas) de algas marinas Arame
- 1-1/2 tazas de tahini
- 1/4 taza de agua o más según sea necesario

- 2 cucharadas de aceite de oliva
- 1/4 taza de jengibre fresco picado, o al gusto
- 1 cucharadita de cúrcuma molida

Preparación

1. En primer lugar, agregue el vinagre de arroz, el tahini, 2 cucharadas de aceite de oliva, la cúrcuma molida, la salsa de soya, 2 cucharadas de agua y la salsa de ajo y chili en un tazón grande y mezcle con un batidor o un tenedor.
2. Ahora agregue agua y mezcle bien hasta que el aderezo adquiera una consistencia similar a la de un hummus.
3. En una olla con agua tibia, remoje las algas arame durante unos 15 minutos.
4. Hervir la olla de agua a fuego medio, luego escurrir las algas.
5. En una olla, hierva el agua salada, cocine los fideos soba en la misma olla hasta que estén tiernos.
6. Escurrir los fideos y reservar.
7. En una sartén grande, agregue el aceite de oliva y caliéntelo a fuego medio-alto. Ahora agregue el ajo y cocine hasta que esté fragante.

8. Agregue el jengibre y escurra las algas al ajo y revuelva bien. Ahora, en la sartén, agregue la col rizada, mezcle y revuelva bien para que la col esté cubierta uniformemente.
9. Cubra y cocine a fuego lento durante 5 a 10 minutos.
10. Ahora agregue los fideos de soba en salsa tahini y mezcle bien hasta que esté cubierto.
11. Agregue la mezcla de algas y col rizada escurrida a los fideos y sirva.

Tacos de aguacate

Ingredientes

• 6 aguacates: pelados, picados y machacados

• 2 racimos de hojas frescas de cilantro, finamente picadas

• 1/2 taza de cebollas, picadas

• 24 tortillas de maíz (6 pulgadas)

• Salsa de chile jalapeño, al gusto.

• 1/2 cucharadita de sal de ajo

Preparación

1. En primer lugar, calentar el horno a 325 grados F.
2. Ahora mezcle los aguacates, las cebollas y la sal de ajo en un tazón mediano.
3. En una bandeja para hornear, coloque las tortillas de maíz en una sola capa y colóquelas en el horno precalentado durante 5 a 10 minutos o hasta que se caliente.
4. Agregue la mezcla de aguacate en los tacos.
5. Espolvoree la salsa de chile jalapeño y decore con cilantro

Batido De Plátano, Fresa Y Batido De Semillas De Lino

Ingredients

- 1 plátano congelado, pelado y cortado en trozos
- 2 tazas de fresas congeladas
- 1/4 taza de harina de semilla de lino
- 2 tazas de leche de soya con bajo contenido de grasa de vainilla

Preparación

1. Coloque todos los ingredientes en una licuadora. Sigue batiendo hasta que quede suave.
2. Verter en vasos altos y servir frío.

Batido de desayuno de fresa, avena y leche de soja

Ingredientes
- 2 tazas de leche de soja
- 1 taza de avena arrollada

- 2 plátanos, rotos en trozos
- 28 fresas congeladas
- 1 cucharadita de extracto de vainilla
- 1 cucharada de azúcar blanco

Preparación

1. Primero, agregue la leche de soya, la avena, los plátanos y las fresas en una licuadora. También puede agregar vainilla y azúcar si lo desea. Mezcla hasta que quede suave.
2. Servir frío en vasos.

Delicioso plátano y licuado de col rizada

Ingredientes
- 2 bananas
- 4 tazas de col rizada
- 1 taza de leche de soja sin azúcar ligera
- 2 cucharadas de semillas de lino
- 2 cucharaditas de jarabe de arce

Preparación

1. Coloque todos los ingredientes en una licuadora. Cubra la licuadora y

bombardee hasta que la mezcla tenga una textura similar a la de un licuado.
2. Enfríe por unas horas o vierta en vasos altos sobre un poco de hielo picado.

Batido de Pina Colada Vegana de Estilo Vegano

Ingredientes

- 6 cubos de cubitos de hielo, o según sea necesario
- 2 bananas
- 2 tazas de trozos de piña fresca
- 1 taza de leche de coco
- 1 taza de leche de soja
- 2 cucharadas de néctar de agave
- 2 cucharadas de semillas de lino molidas
- 2 cucharaditas de extracto puro de vainilla.

Preparación

1. Coloque todos los ingredientes en una licuadora. Ahora cúbrela y mezcla hasta que quede suave.

2. Sirva el batido en un vaso alto, enfríe o vierta sobre hielo picado para servir de inmediato.

Ensalada De Maíz, Guisantes Y Frijoles

Ingredientes

- 1 taza de aceite vegetal
- 2 tazas de apio picado
- 2 latas (15 onzas) de judías verdes (escurridas)
- 1 taza de pimiento verde picado
- 2 latas (15 onzas) de zapato de maíz (drenado)
- 1 taza de cebolla picada
- 2 (2 onzas) tarros de pimientos
- 2 tazas de azúcar blanco
- 2 latas (15 onzas) de guisantes, escurridos
- 1 cucharadita de pimienta negra molida
- 2 cucharaditas de sal
- 1-1 / 2 tazas de vinagre de vino blanco.

Preparación

1. En un bol agregue los guisantes, el maíz, las judías verdes, los pimientos, el apio, el pimiento y la cebolla, mezcle bien.
2. En una cacerola agregue el azúcar, la pimienta negra, la sal, el aceite y el vinagre. Ahora caliéntalo y revuelve bien para combinar.
3. Poner la mezcla a hervir y verterla sobre la ensalada.
4. Ahora mezclarlo bien para cubrir la ensalada.
5. Refrigere por lo menos 24 horas.
6. Servir frío.

Ensalada de tomates y olivos

Ingredientes

- 80 tomates cherry, cortados a la mitad
- 2 tazas de aceitunas verdes picadas y en rodajas
- 2 latas (6 onzas) de aceitunas negras, escurridas y en rodajas
- 4 cebollas verdes, picadas
- 6 onzas de piñones
- 1 taza de aceite de oliva

- 1/4 taza de vinagre de vino tinto
- 2 cucharadas de azúcar blanco
- 2 cucharaditas de orégano seco
- Sal al gusto
- Pimienta al gusto

Preparación

1. 1. Combine los tomates cherry, las aceitunas verdes, las aceitunas negras y las cebollas verdes en un tazón grande.
2. 2. Tueste los piñones en una sartén seca a fuego medio hasta que se doren. Ahora revuélvelo en la mezcla de tomate.
3. 3. Mezcle el aceite, el vinagre de vino tinto, el azúcar y el orégano en un tazón pequeño. Añadir sal y pimienta al gusto.
4. 4. Ahora mezcle en la ensalada y revuelva bien para cubrir uniformemente.
5. 5. Enfriar durante 1 hora y servir.

Ensalada Tropical De Mango Con Nueces Y Lechuga

Ingredientes

- 12 hojas de lechuga roja, enjuagadas, secas y rasgadas
- 6 mangos pequeños, pelados y en cubos.
- 1 taza de arándanos secos
- 1 taza de trozos de nuez
- 1 pimiento verde, sin semillas y en rodajas finas
- 1 pimiento rojo, sin semillas y en rodajas finas
- 2 zanahorias, peladas y rebanadas

Preparación

1. Agregue los arándanos, la lechuga, el pimiento rojo, los mangos, el pimiento verde, la zanahoria y las nueces en un tazón grande y mezcle bien.
2. Servir inmediatamente.

3. También puede enfriar la lechuga de antemano para una deliciosa ensalada de degustación.

Minestrone Italiano De Patata Dulce De Estilo Vegano

Ingredientes
- 2 cucharadas de aceite vegetal
- 10 dientes de ajo, picados
- 4 tallos grandes de apio, picados.
- 2 cebollas grandes, picadas
- sal y pimienta para probar
- 2 latas (28 onzas) de tomates al estilo italiano en cubitos
- 4 zanahorias grandes, rebanadas finamente
- 1 cucharada y 2 cucharaditas de condimento italiano.
- 10 tazas de caldo de verduras
- 4 batatas grandes, peladas y cortadas en cubitos.
- 3/4 libras de judías verdes, cortadas en trozos de 1 pulgada

Preparación

1. En una olla de sopa, caliente el aceite vegetal a fuego medio-alto. Agregue el apio, la sal, la cebolla, la pimienta y el condimento italiano y saltee durante 5 minutos o hasta que estén tiernos.
2. Agregue el caldo de verduras, las zanahorias, las batatas, el ajo, las judías verdes y el tomate (con el jugo de la lata) y revuelva bien.
3. Hierva la mezcla y reduzca el fuego a bajo, cocine hasta que las verduras estén tiernas o por 30 minutos.
4. Servir inmediatamente.

Deliciosas espinacas, patatas y champiñones al horno

Ingredientes

- 12 dientes de ajo sin pelar
- 1/4 taza de aceite de oliva
- 1/2 libra de espinacas, en rodajas finas
- 1 libra de setas Portobello
- 2 libras de papas nuevas, a la mitad
- 1/4 taza de piñones tostados
- 2 cucharadas de aceite de oliva
- Sal kosher a gusto.
- Pimienta negra molida al gusto.
- 1/4 taza de tomillo fresco picado
- 1/2 libra de tomates cherry

Preparación

1. Primero, precaliente su horno a 425 grados F antes de comenzar a cocinar.
2. Agregue las papas nuevas a una bandeja para asar poco profunda. Vierta aproximadamente 2 cucharadas de

aceite de oliva sobre las papas y ase las papas por aproximadamente 20 minutos.

3. En una sartén apta para horno, coloque los champiñones con el tallo hacia arriba y el ajo. Vierta una cucharada de aceite de oliva en los champiñones y el ajo. Espolvoree un poco de sal kosher y pimienta negra según su gusto. Coloque la sartén en el horno precalentado y hornee los champiñones durante aproximadamente 5 a 7 minutos.

4. Retirar del horno y añadir los tomates cherry. De nuevo cocine en el horno hasta que los champiñones se ablanden o alrededor de 5 minutos.

5. Espolvoree los piñones en los champiñones al horno y las papas asadas para obtener una textura más crujiente.

6. Servir con espinacas en rodajas.

Arroz Curry Vegano

Ingredientes

- 1/4 taza de aceite de oliva
- 2 cucharadas de ajo picado

- 2 cucharadas de chili en polvo
- Pimienta negra al gusto.
- 2 cucharadas de comino molido, o al gusto.
- 2 cubos de caldo de verduras
- 2 tazas de agua
- 2 cucharadas de polvo de curry molido
- 2 cucharadas de salsa de soja
- 2 tazas de arroz blanco crudo

Preparación

1. Vierta un poco de aceite de oliva en una cacerola de tamaño mediano y caliente a fuego lento. Cocine el ajo hasta que el ajo libere su aroma y agregue lentamente la pimienta, el comino, el curry en polvo y el chile en polvo.
2. Una vez que el ajo comience a cambiar de color y se vuelva fragante, agregue un poco de agua en el cubo de caldo.
3. Aumente el calor y vierta el agua restante y la salsa de soja.
4. Agregue el arroz a la mezcla justo antes de que empiece a hervir. Una vez que la mezcla comience a hervir reducir el calor a

bajo. Tape y cocine hasta que el líquido se absorba o durante 15 a 20 minutos.
5. Retirar del fuego y dejar reposar durante 5 minutos.
6. Servir inmediatamente.

Conclusión

Muchas personas tienen el lema "vivir para comer" en sus vidas y comen todo a la vista sin preocuparse por las consecuencias. Este es un comportamiento realmente incorrecto y no debe ser alentado.

Sí, no está mal disfrutar de comer alimentos, pero cualquier exceso es bastante dañino.

La dieta vegana es un ejemplo ilustre de cuán deliciosa y saludable puede ser la comida. En este libro, le proporcioné una variedad de razones por las cuales una dieta vegana es bastante esencial y buena para su salud. También te he proporcionado una serie de recetas saludables y deliciosas para que las pruebes en casa una vez que hayas decidido comenzar a convertirte en una dieta y estilo de vida veganos.

Si después de leer este libro ha decidido volverse vegano, me gustaría felicitarlo por su elección saludable y ecológica. Solo quisiera recordarle que, por favor, siga las instrucciones que se detallan en este libro electrónico y no comience con ningún suplemento médico sin consultar a su médico. Recuerda, hazlo lentamente hasta que tu cuerpo esté acostumbrado.

Me gustaría agradecerle una vez más por descargar este libro y espero que este libro le haya ayudado a tomar una decisión saludable y respetuosa con el medio ambiente.

Parte 2

INTRODUCCIÓN

El veganismo se define como la abstención al consumo o uso de productos provenientes de los animales. Algunas personas creen erróneamente que el 'veganismo' y el 'vegetarianismo' son dos palabras diferentes que significan lo mismo, pero en realidad, no son lo mismo.

Es verdad que ni los veganos de verdad ni los vegetarianos de verdad comen carne. Sin embargo, los vegetarianos, al menos, comen algunos productos animales. Por ejemplo: huevos, lácteos, y en algunas ocasiones los vegetarianos pueden elegir comer cantidades limitadas de pescado o pollo. Los veganos, por otro lado, mantienen completamente su distancia de todos los productos animales. Esto incluye lácteos y huevo, así como también incluye mantenerse alejados de la ropa hecha de piel o de lana.

En otras palabras, el vegetarianismo es un tipo de dieta, pero el veganismo es mucho más que una dieta —es un modo de vida.

Una razón por la que muchas personas escogen ser veganas es por motivos políticos o personales. Puede que se opongan a la explotación de animales con los que tienen una conexión emocional y que sienten tienen el derecho fundamental a la vida. Más allá de esto, el veganismo aporta un número importante de beneficios para la salud. Las dietas de los veganos son muy altas en vitamina C y E, hierro, magnesio y fibra dietética, y son a su vez muy bajas en colesterol, zinc, calcio, vitamina B12, grasas saturadas y calorías. Este tipo de dieta reduce en gran medida el riesgo a obtener una gran variedad de enfermedades crónicas.

Aún así, el factor más importante para convencer a la gente de no seguir un estilo de vida vegano tiene que ver con la creencia de que una dieta vegana carece de las proteínas adecuadas. Es verdad que hay proteínas esenciales que debemos obtener a través de la comida porque nuestros cuerpos no las producen. Sin embargo, la idea de que una dieta vegana carece de proteínas es falsa, y de hecho, no necesitamos tanta proteína para sobrevivir como se piensa regularmente.

Como regla general, la persona promedio necesita alrededor de 0,8 gramos de proteína por cada kilogramo de peso. La única excepción real a esta regla son los atletas, quienes necesitan un poco más. El punto es que podemos obtener fácilmente 0,8 gramos de proteína por kilogramo de peso en una dieta vegana.

Las mejores opciones veganas que son altas en proteína son las lentejas, el tempeh, los frijoles negros, los garbanzos, las nueces, las almendras, el tofu, la soya, los granos y la quinoa. En este libro electrónico, exploraremos 52 recetas veganas diferentes que son deliciosas y a la vez contienen estos ingredientes altos en proteína para asegurar que nuestro cuerpo reciba la cantidad correcta de proteína que necesita sin tener que recurrir a la carne. Cualquiera de estas recetas es ideal para el desayuno o el almuerzo.

Aquí están:

Receta 1: Fetuccine Alfredo vegano con limón

Ingredientes:

- 340 g (12 onzas) de fetuccine (sin huevo)

- 2 tazas de leche de soya

- 3 cucharadas de almendras

- 113 g (4 onzas) de queso crema de soya (sin lácteos)

- 3 cucharadas de levadura nutricional

- Sal y pimienta

- 3 dientes de ajo

- 2 cucharadas de aceite de oliva

- 1 cucharadita de ralladura de limón

- ½ taza de perejil fresco

Instrucciones:

- Hierve agua en una olla grande

- Cocina el fetuccine en el agua hirviendo siguiendo las instrucciones del empaque

- Mezcla el queso crema de soya, la leche de soya, la levadura, las almendras, la ralladura de limón, sal y pimienta en una licuadora y licúa hasta tener una consistencia suave

- Calienta el aceite y el ajo juntos en una sartén a fuego medio; mueve por un minuto

- Agrega la primera mezcla y 1/2 taza de agua a la sartén, y cocina por 8 minutos

- Quita la sartén del fuego, y luego agrega

el fetuccine y el perejil a la mezcla

- Divide en tazones, espolvorea con levadura, y sirve

Receta 2: Club sándwich estilo Reuben con tempeh

Ingredientes:

- 225 g (8 onzas) de tempeh

- 1 cucharada de miel de maple

- 2 cucharaditas de salsa de soya

- Sal y pimienta

- 3 rebanadas de pan

- 1 tomate

- 1 aguacate

- 3 aros de cebolla

- ¾ de taza de chucrut (col fermentada)

- Mayonesa (vegana)

- 2 cucharaditas de pasta de sésamo (tahini)

- 1 cucharadita de jugo de limón

- 1 cucharadita de perejil

- 1 pizca de paprika

Instrucciones:

- Prepara tus verduras y pica el tempeh

- Pon las rebanadas de pan a tostar y agrega mayonesa

- Calienta una sartén y agrega aceite vegetal antes de poner el tempeh, la miel de maple y la salsa de soya; cocina por dos minutos

- Agrega sal y pimienta al gusto

- Quita el tempeh de la sartén y agrega el chucrut; cocina hasta que esté caliente

- Empieza a preparar el sándwich siguiendo el siguiente orden: pan hasta abajo, tempeh, tomate, aguacate, segunda rebanada de pan, tempeh, cebolla, chucrut, aguacate, rebanada de pan de arriba

- Sirve caliente

Receta 3: Macarrones con calabaza al horno

Ingredientes:

- 340 g (12 onzas) de pasta integral de coditos

- 2 tazas de leche descremada

- 2 cucharadas de harina de fuerza integral

- Sal y pimienta

- 1 diente de ajo

- 1 cucharada de mostaza Dijon

- 1 taza de puré de calabaza

- 1/8 de cucharadita de nuez moscada

- 1/3 de taza de yogurt natural bajo en grasas

- 2 cucharadas de pan molido

- 1 cucharada de aceite de oliva

Instrucciones:

- Comienza precalentando el horno a 450 °F (250 °C)

- Prepara la pasta en un tazón grande

- Agrega la harina y la leche a una olla a fuego medio y mezcla por 5 minutos

- Agrega la calabaza, mostaza Dijon, ajo, sal, pimienta y nuez moscada, mezcla 5 minutos más

- Vacía la salsa de calabaza sobre la pasta y mezcla muy bien en el tazón

- Agrega el yogurt natural a la mezcla de salsa y pasta

- Espolvorea con pan molido y aceite de oliva y hornea por 25 minutos antes de servir

Receta 4: Panecillos veganos de plátano

Ingredientes:

- 3 tazas de harina

- 1 taza de azúcar refinada

- ½ taza de azúcar mascabado

- 2 cucharaditas de polvo para hornear

- 2 cucharaditas de canela en polvo
- 1 cucharadita de bicarbonato de sodio
- 1 cucharadita de nuez moscada
- 2 tazas de plátanos machacados
- 1 taza de aceite de canola

Instrucciones:

- Precalienta el horno a 350 °F (177 °C), y prepara 12 moldes para panecillos
- Mezcla los dos tipos de azúcar, la harina, la canela, el polvo para hornear, el bicarbonato de sodio, la nuez moscada, sal y pimienta en un tazón
- Mezcla los plátanos machacados con el aceite de canola y leche de coco en otro tazón
- Junta las dos mezclas hasta tener una mezcla homogénea y usa esta nueva mezcla para llenar los moldes para panecillos
- Hornea por 30 minutos

- Saca los panecillos del horno, déjalos enfriar y sírvelos

Receta 5: Wafles veganos

Ingredientes:

- 6 cucharadas de agua

- 2 cucharadas de linaza

- 1 taza de avena arrollada

- 1 ¾ tazas de leche de soya

- ½ taza de harina

- ½ taza de harina integral

- 2 cucharadas de aceite de canola

- 4 cucharaditas de polvo para hornear

- 1 cucharadita de extracto de vainilla

- 1 cucharada de miel de agave

- Sal y pimienta

Instrucciones:

- Prepara la waflera como lo harías normalmente

- Mezcla el agua y la linaza en un tazón

- Pon la avena en una licuadora y licúa hasta que se forme una especie de harina

- Agrega la linaza, leche de soya, harina integral, harina normal, aceite de canola, polvo para hornear, extracto de vainilla, miel de agave, sal y pimienta a la avena y licúa hasta que se forme una masa

- Vacía la mezcla en la waflera y cocina por 5 minutos

- Sirve

Receta 6: Los mejores panqueques veganos

Ingredientes:

- 4 tazas de harina leudante

- 1 cucharada de polvo para natilla (flan instantáneo)

- 2 tazas de leche de soya

Instrucciones:

- Mezcla la harina con el polvo para natilla y azúcar en un tazón grande

- Bate un poco la leche de soya a mano antes de agregarla a la mezcla

- Calienta la plancha para panqueques a fuego medio

- Coloca la mezcla en la superficie de la plancha con ayuda de una cuchara, dale vuelta con una espátula y cocínala hasta que ambos lados estén dorados

- Sírvelos acompañados de los ingredientes que desees

Receta 7: Chili de calabaza

Ingredientes:

- 1 cebolla

- 1 zanahoria

- 1 pimiento

- 1 cucharadita de aceite de oliva

- 1 chile jalapeño

- 2 cucharaditas de salsa de soya

- 2 dientes de ajo
- 2 ½ cucharaditas de chile en polvo
- 1 cucharadita de comino
- 1 lata de tomates en trozos
- 1 ½ tazas de puré de calabaza
- 2 tazas de caldo de verduras
- 3 tazas de frijoles cocidos
- 1 cucharada de jugo de limón

Instrucciones:

- Pica la cebolla, el pimiento y la zanahoria en pedazos pequeños
- Calienta una olla a fuego medio
- Agrega la cebolla, el pimiento y la zanahoria a la olla y cocina por 5 minutos
- Agrega salsa de soya, ajo, el jalapeño y las especias a la olla y cocina todo por 30 minutos
- Agrega la calabaza, los tomates, los frijoles y el caldo de verduras a la olla y

mezcla muy bien. Baja un poco el fuego y cocina por 10 ó 15 minutos más sin dejar de mezclar

- Apaga el fuego y agrega el jugo de limón a la mezcla

- Sirve adornando el plato con los ingredientes que desees

Receta 8: Cazuela de bruschetta con quinoa

Ingredientes:

- 2 ½ tazas de quinoa

- 1 lata de salsa de tomate

- 2 dientes de ajo

- 1 cebolla picada

- 1 taza de tomates cherry

- ½ cucharadita de hojuelas de chile rojo

- 1 cucharadita de orégano

- Sal y pimienta

- Hojas de albahaca

Instrucciones:

- Precalienta el horno a 375 °F(190 °C)

- Unta la fuente o molde para hornear con ajo y cúbrelo con aceite de oliva

- Calienta el aceite de oliva en una sartén a fuego medio

- Agrega la cebolla y cocina por 5 minutos

- Agrega sal, pimienta y ajo y cocina un minuto más

- Añade la salsa de tomate y cocina por 2 minutos

- En otra sartén y a fuego medio, cocina la quinoa con las hojuelas de chile rojo, el orégano, sal y pimienta

- En un tazón combina la salsa de tomate, la quinoa, los tomates cherry, hojas de albahaca, sal y pimienta

- Pasa esta mezcla al molde para hornear y hornea por 20 minutos

- Activa la función parrilla del horno y hornea por 2 minutos más

- Saca el molde del horno y deja que se enfríe. Espolvorea albahaca y vinagre (si lo deseas) arriba de la mezcla antes de servir

Receta 9: Lo mein con edamame

Ingredientes:

- 225 g (8 onzas) de espagueti integral

- 2 tazas de vainas de soya (edamame)

- 4 cebollines

- ¼ de taza de salsa de ostras vegetariana

- ¼ de taza de vinagre

- 3 cucharadas de salsa de soya

- 2 cucharaditas de azúcar

- 2 cucharaditas de aceite de ajonjolí

- 1/8 de cucharadita de chile rojo molido

- 2 cucharadas de aceite de canola

- 2 zanahorias

- 2pimientos rojos

Instrucciones:

- Pon agua a hervir en una olla grande

- Echa el espagueti y las vainas de soya a la olla y cocina por 8 minutos sin dejar de mezclar antes de sacarlos del agua con ayuda de un colador

- Mezcla la salsa de ostras vegetariana con los cebollines picados, la salsa de soya, el azúcar, el chile molido, y el aceite de ajonjolí hasta que el azúcar se disuelva

- Calienta el aceite de canola en una sartén a fuego alto

- Echa los pimientos rojos y las zanahorias picadas a la sartén y cocina por 3 minutos

- Agrega la pasta y el edamame y cocina por 2 minutos

- Añade la salsa y combina todos los ingredientes restantes antes de servir

Receta 10: Estofado de frijol y col rizada

Ingredientes:

- 2 cucharadas de aceite de cocina

- 2 cebollas

- 3 dientes de ajo

- ½ kilo de col rizada

- 3 1/3 tazas de tomates en trozos

- Sal y pimienta

- 4 tazas de frijoles *cannellini* (blancos)

Instrucciones:

- Calienta 1 cucharada de aceite a fuego medio en una cacerola de hierro

- Echa las cebollas y cocina por 3 minutos

- Agrega la col rizada y el ajo y cocina por 2 minutos

- Añade sal, pimienta y los tomates, reduce el fuego y cocina por alrededor de 15 minutos

- Agrega los frijoles al estofado y cocina por 5 minutos; machaca los frijoles si lo deseas

- Sirve

Receta 11: Ensalada de frijol negro

Ingredientes para el aderezo:

- 1 diente de ajo

- Sal y pimienta

- 3 cucharadas de jugo de limón

- ¼ de cucharadita de chile en polvo

- ¼ de taza de aceite de oliva

Ingredientes para la ensalada:

- 1 taza de maíz (elote) desgranado

- 1 pimiento anaranjado

- ½ cebolla roja (morada)

- 1 cucharada de aceite de oliva

- 1 lata de frijoles negros

- Sal y pimienta

- 1 taza de tomates cherry
- 1 aguacate
- ¼ de taza de cilantro

Instrucciones:

- Comienza haciendo el aderezo. Machaca los dientes de ajo y espolvorea con sal y pimienta
- Machaca hasta crear una pasta, y luego mezcla la pasta con el jugo de limón y el chile en polvo
- Agrega unas gotas de aceite de oliva lentamente sin dejar de mezclar
- Para la ensalada, cocina el pimiento, el aceite de oliva, la cebolla y el maíz desgranado en una sartén a fuego medio
- Añade los frijoles negros y cocina hasta que se calienten
- Agrega el aderezo y sal y pimienta al gusto
- Añade con cuidado los tomates, el

cilantro y el aguacate

- Sirve

Receta 12: Frijoles negros con arroz

Ingredientes:

- 1 cucharadita de aceite de oliva

- ¾ de taza de arroz blanco

- 2 dientes de ajo

- 1 ½ tazas de caldo de verduras bajo en grasas

- 1 cucharadita de comino

- ¼ de cucharadita de pimienta de cayena (o chile en polvo)

- 3 ½ tazas de frijoles negros precocidos

Instrucciones:

- Calienta el aceite de oliva a fuego medio en una olla alta

- Echa el ajo y la cebolla y cocina por 4 minutos

- Agrega el arroz y cocina por 2 minutos

- Añade el caldo de verduras, reduce el fuego y cocina por 20 minutos

- Agrega los frijoles negros y sigue cocinando hasta que se calienten

- Sirve

Receta 13: Frijoles negros con arúgula y batatas

Ingredientes:

- 4 batatas (camotes)

- 1 taza de frijoles negros precocidos

- 1 cucharadita de aceite de oliva

- El jugo de ½ limón

- 2 tazas de arúgula

Instrucciones:

- Precalienta el horno a 425°F(220°C)

- Acomoda las batatas en una fuente para hornear y hornea por 30 minutos

- Baja la temperatura del horno a 350°F(177°C) y hornea 30 minutos más

- Deja que las batatas se enfríen antes de partirlas por el centro y ponerles los frijoles negros encima

- Sazona la arúgula con el jugo de limón y el aceite de oliva

- Espolvorea la arúgula con sal y pimienta

- Agrega la arúgula arriba de los frijoles negros

- Sirve

Receta 14: Sándwich de humus y verduras en pan pita

Ingredientes:

- 1 pan pita integral partido a la mitad

- ¼ de taza de humus

- ½ taza de las verduras crudas que prefieras

- 1/3 de taza de lechuga

Instrucciones:

- Muy simple: unta el humus en las dos mitades de pan pita y acompaña el pan con las verduras y la lechuga

- Sirve

Receta 15: Pasta con queso feta, tomates y alubias

Ingredientes:

- 225 g (8 onzas) de pasta tipo *penne*

- 2 latas de tomates en trozos

- 1 lata de frijoles *cannellini* (alubias o frijoles blancos)

- 1 cucharadita de pimienta molida

- 1 manojo de espinacas

Instrucciones:

- Hierve agua en una olla a fuego alto

- Cocina la pasta siguiendo las instrucciones del empaque y retírala del agua

- En una sartén a fuego medio agrega los frijoles y los tomates, después de soltar el hervor, déjalos cocinando a fuego lento por 10 minutos

- Añade la espinaca y la pasta; cocina hasta que la espinaca se ablande

- Sirve espolvoreado con ¼ de cucharadita de pimienta molida

Receta 16: Chili vegano

Ingredientes:

- 1 cucharada de aceite de oliva

- ¼ de cebolla

- 2 hojas de laurel

- 1 cucharadita de comino

- 2 cucharadas de orégano

- Sal y pimienta

- 2 varitas de apio

- 2 pimientos verdes

- 3 dientes de ajo

- 2 chiles jalapeños

- 2 latas de chiles verdes

- 3 latas de tomates sin cáscara

- 2 paquetes de "carne" molida vegetariana

- 1 lata de frijoles rojos

- ¼ de taza de chile en polvo

- 1 lata de garbanzos

- 1 lata de frijoles negros

- 1 lata de maíz desgranado (elotes)

Instrucciones:

- Calienta el aceite de oliva en una olla a fuego medio

- Agrega la cebolla, mezcla y luego sazona con el comino, las hojas de laurel, el orégano, la sal y la pimienta

- Sigue cocinando hasta que la cebolla se ablande

- Añade los pimientos verdes, el apio, los jalapeños, los chiles verdes y el ajo

- Añade la "carne" molida vegetariana y deja cocinar por 5 minutos a fuego bajo

- Agrega los tomates a la olla y sazona con la pimienta y el chile en polvo

- Agrega los garbanzos, los frijoles rojos y los frijoles negros

- Deja que la mezcla comience a hervir y deja cocinar por 45 minutos a fuego lento

- Agrega el maíz desgranado, mezcla y cocina por 5 minutos más

- Sirve

Receta 17: Lasaña de calabacín

Ingredientes:

- 3 dientes de ajo picados

- ½ cebolla picada

- Sal y pimienta

- 1 cucharadita de aceite de oliva

- 2 cucharadas de albahaca fresca

- 1 lata de 794 g (28 onzas) de tomates triturados

- 425 g (15 onzas) de queso *ricotta*

- 3 calabacines

Instrucciones:

- Pon el aceite de oliva en una sartén a fuego medio

- Saltea la cebolla y el ajo en el aceite por 2 minutos

- Agrega la albahaca, los tomates, sal y pimienta

- Cocina a fuego lento por 30 minutos

- Sirve

Receta 18: Risotto de hongos

Ingredientes:

- Caldo de verduras

- 3 cucharadas de aceite de oliva

- ½ kg de champiñones blancospicados

- ½ kg de hongos *Portobello* picados
- 2 chalotes picados
- 1 ½ tazas de arroz *Arborio*
- ½ taza de vino blanco
- Sal y pimienta
- 3 cucharadas de cebollín picado
- 4 cucharadas de mantequilla

Instrucciones:

- Calienta el caldo de verduras en una olla o sartén
- Pon un poco de aceite de oliva en una sartén a fuego medio. Cuando esté caliente, agrega los champiñones y cocina por 3 minutos
- Quita los champiñones del fuego y resérvalos
- Pon aceite de oliva en otra sartén y saltea los chalotes por 1 minuto
- Agrega el arroz y cocina por 2 minutos

- Agrega ½ taza del caldo de verduras al arroz y mezcla hasta que se absorba. Repite y continúa este proceso por no más de 20 minutos dejando que cada ½ taza de caldo se absorba

- Quita el arroz del fuego y agrega los champiñones, el cebollín y la mantequilla

- Sazona con sal y pimienta y sirve

Receta 19: Pay Cottage vegetariano con seitán

Ingredientes:

- 280 g (10 onzas) de cebollas perla

- 9 cucharadas de aceite de oliva

- 680 g de seitán

- 3 dientes de ajo

- 3 puerros picados

- ½ kg de champiñones *cremini*

- 350 g de zanahoria picada

- 350 g de chirivía picada

- 2 cucharadas de hojas de tomillo

- 1 cucharada de romero picado

- 1 taza de vino tinto

- 3 cucharadas de mantequilla

- 3 cucharadas de harina

- 3 ½ tazas de caldo de verduras

- ½ taza de perejil

Instrucciones:

- Coloca las cebollas perla con todo y cáscara en una olla con agua y hiérvelas por 2 minutos, luego escúrrelas

- Pela las cebollas y recórtalas, pero no toques las raíces

- Calienta aceite de oliva en una olla a fuego lento hasta que brille

- Dora el seitán en 3 tandas por 4 minutos cada una y reserva en un plato

- Cocina el puerro en aceite de oliva con sal y pimienta a fuego medio por 6 minutos

- Agrega ajo, mezcla y cocina por 2 minutos
- Agrega los champiñones, sal y pimienta y mezcla por 5 minutos
- Agrega la chirivía, la zanahoria, el romero y el tomillo. Mezcla y cocina por 10 minutos
- Pasa las verduras a un tazón
- Vacía el vino tinto en la olla y hierve por 10 minutos
- Mezcla la harina y la mantequilla en un tazón hasta hacer una pasta
- Agrega esta pasta a la olla, mezcla muy bien y cocina por 4 minutos
- Añade las cebollas perla, el seitán y la mezcla de verduras a la olla y cocina a fuego lento por 30 minutos
- Agrega el perejil y quita la olla del fuego
- Sirve

Receta 20: Bollos de trigo integral

Ingredientes:

- 1 taza de harina de trigo integral

- 1 taza de harina normal

- 1 cucharada de polvo para hornear

- Sal y pimienta

- ¼ de taza de aceite de canola

- ¾ de taza de leche de soya

Instrucciones:

- Precalienta el horno a 450 °F (250 °C)

- Revuelve la harina integral, el polvo para hornear, la harina normal, la sal y la pimienta en un tazón

- Combina el aceite de canola y la leche de soya en una taza medidora

- Vacía la mezcla en el tazón de los ingredientes secos y mezcla hasta que la masa se separe de las paredes del tazón

- Coloca la masa en porciones de una

cucharada en una bandeja para hornear

- Hornea por 10 minutos
- Saca del horno y sirve

Receta 21: Tacos veganos

Ingredientes:

- 1 cucharadita de aceite vegetal
- ½ cebolla picada
- 2 cucharaditas de chile jalapeño picado
- 340 g (12 onzas) de chorizo de soya
- Una lata de 454 g (16 onzas) de frijoles negros refritos
- Una docena de tortillas de maíz
- Cilantro picado

Instrucciones:

- Calienta el aceite vegetal en una sartén a fuego medio
- Agrega el chile jalapeño y la cebolla y cocina por 10 minutos

- Añade el chorizo de soya y cocina por 5 minutos

- Calientalos frijoles negros en otra sartén a fuego bajo

- Calienta las tortillas y embarra 2 cucharadas de frijoles sobre cada una

- Añade la mezcla a cada tortilla y pon un poco de cilantro arriba

- Sirve

Receta 22: Pudín de arroz con pasas para el desayuno

Ingredientes:

- 3 tazas de arroz integral cocido

- ½ taza de pasas

- ¼ de taza de miel de maple

- 1 taza de leche de soya

- 1 cucharadita de canela en polvo

- ½ taza de almendras tostadas

- ½ cucharadita de cardamomo

Instrucciones:

- Mezcla el arroz, la miel de maple, las pasas, las almendras, la canela, el cardamomo y la leche de soya en una olla y ponlos a hervir a fuego medio

- Ya que esté hirviendo, reducela flama y mezcla mientras se cocina a fuego lento por 7 minutos

- Coloca el pudín en tazones con ayuda de una cuchara y sirve

Receta 23: Preparado de haba para huntar

Ingredientes:

- 1 ½ cucharada de aceite de oliva

- 1 cebolla picada

- 425 g (15 onzas) de haba

- ¼ de taza dejugo de limón

- 1 cucharadita de comino

- ¼ de taza de perejil

- 1 pimiento rojo picado

- Sal y pimienta

Instrucciones:

- Pon las habas a hervir en una olla

- Agrega tomate, cebolla, aceite de oliva, comino, jugo de limón, pimiento rojo, sal y pimienta

- Deja que la mezcla siga hirviendo por 3 minutos, luego baja la flama a fuego medio y deja cocinar por 5 minutos más

- Sirve

Receta 24: Lasaña de frijol negro

Ingredientes:

- 1 lata de 850 g (30 onzas) de frijoles negros

- Un paquete de 225 g (8 onzas) de pasta para lasaña

- 1 cucharada de orégano

- 1 lata de 680 g (24 onzas) de tomates en trozos

- ¼ de cucharadita de ajo en polvo

- ½ cucharadita de pimienta molida

- Sal y pimienta

- 1 cebolla picada

- 340 g (12 onzas) de pasta de tomate

- 1 paquete de queso *ricotta* hecho de tofu

Instrucciones:

- Precalienta el horno a 375 °F (190°C)

- Mezcla los tomates con la pasta de tomate, el ajo en polvo, el orégano, la cebolla, los frijoles negros, sal y pimienta en una sartén a fuego alto

- Espera a que la mezcla comience a hervir, y luego baja la flama para cocinar la salsa a fuego lento por 30 minutos

- En una olla, pon a hervir agua con sal. Mete las láminas de lasaña al agua hirviendo y sigue las instrucciones del empaque para cocinarlas el tiempo adecuado y luego sacarlas del agua

- Vierte la salsa en una fuente para horno y coloca una capa de pasta, una de *ricotta* hecho de tofu, otra vez salsa, y así hasta que todos los ingredientes se acaben, fijándonos que la pasta quede completamente cubierta

- Hornea por 45 minutos

- Retira del horno y deja enfriar por 15 minutos antes de partir y servir

Receta 25: Granola

Ingredientes:

- ½ taza de salvado de trigo

- ½ taza de salvado de avena

- ½ taza de germen de trigo

- 4 ½ tazas de avena arrollada

- 1 taza de pasas

- ¼ de taza de semillas de girasol

- ¼ de taza de azúcar mascabado

- ½ taza de nuez picada

Instrucciones:

- Mezcla el germen de trigo, la avena, el salvado de trigo, el salvado de avena, las pasas, las semillas de girasol, la nuez, y el azúcar en un tazón

- Guarda la mezcla en un recipiente al que no le entre el aire y bajo las condiciones adecuadas podrá durar hasta 2 meses

- Sirve cuando desees

Receta 26: Hamburguesa de lentejas con almendra

Ingredientes:

- 6 tazas de agua

- 1 taza de lentejas verdes

- Tomillo al gusto

- Sal y pimienta

- 1 cucharada de jugo de limón

- ¼ de taza de almendras

- 1/3 de taza de apio picado

- 1/3 de taza de chalotes picados

- ¾ de taza de zanahoria picada
- 2 cucharadas de aceite de oliva

Instrucciones:

- Hierve el agua en una olla
- Pon las lentejas en el agua, baja un poco el fuego, y déjalas cocinando por 30 minutos
- Calienta el aceita de oliva en una sartén a fuego medio
- Agrega los chalotes, la zanahoria y el apio y cocina por tres minutos
- Agrega sal y pimienta, tomillo y las almendras y cocina por 2 minutos más
- Pasa la mezcla a un procesador de alimentos y agrega las lentejas cocidas
- Activa el procesador varias veces hasta que la mezcla quede triturada
- Pasa la mezcla a un tazón y deja enfriar por 10 minutos
- Agrega el jugo de limón a la mezcla y

refrigera 1 hora

- Moldea la mezcla para hacer 5 hamburguesas y calienta a fuego medio por 3 minutos antes de servir

Receta 27: Salteado de polenta con tofu

Ingredientes:

- 395 g (14 onzas) de tofu

- 5 tomates (deshidratados)

- 2 cucharaditas de ajo picado

- 1 cucharada de agua

- 2 cucharadas de salsa de soya

- ½ cucharada de vinagre

- 1 *bok choy* (col china)

- ½ cucharadita de orégano

- ½ cucharadita de albahaca

- ¼ de taza de caldo de verduras

- Sal y pimienta

Instrucciones:

- Coloca los tomates deshidratados en un tazón y vierte agua hirviendo sobre ellos

- Una vez que los tomates estén suaves, pártelos en pedazos pequeños

- Mezcla la cucharada de agua, la salsa de soya, el vinagre y el ajo

- Pica el tofu en pedazos más pequeños y usa bolsas Ziploc para marinarlos con la mezcla anterior

- Corta las hojas del *bok choy*, lávalas y pícalas en pedazos pequeños

- Corta la polenta en pedazos pequeños y caliéntalos en una sartén con aceite de oliva

- Cocina hasta que la polenta se dore por ambos lados

- Quita el tofu del marinado y ponlo en la sartén hasta que se dore

- Pon el *bok choy* arriba del tofu y agrega la albahaca, el orégano, el caldo de verduras, y lo que resta del marinado

- Cocina al vapor hasta que las hiervas se ablande

- Agrega los tomates deshidratados y la polenta y cocina mientras mezclas por 2 minutos

- Agrega sal y pimienta al gusto

- Sirve

Receta 28: Pan plano con cebolla caramelizada y alubias

Ingredientes:

- 3 cucharadas de aceite de oliva

- ½ cucharadita de pimienta molida

- 2 cucharadas de orégano

- 565 g (20 onzas) de masa para pizza (integral)

- Sal y pimienta

- 1 cebolla picada en juliana

- 425 g (15 onzas) de alubias (frijoles

blancos) cocidas

- 3 cucharadas de agua

- 2 cucharaditas de vinagre

- 2 tomates picados

Instrucciones:

- Precalienta el horno a 450 °F (250 °C)

- Mezcla la cebolla, el aceite, la sal y la pimienta en una sartén a fuego medio por 7 minutos

- Baja la intensidad del fuego y sigue mezclando por 5 minutos

- Extiende la masa en una superficie plana y colócala en una bandeja para hornear

- Hornea por 10 minutos

- Añade el orégano y la pimienta a la cebolla

- Pasa la mitad de la cebolla a un tazón

- Agrega las alubias a la cebolla de la sartén y cocina por 3 minutos

- Pasa la mezcla a un procesador de alimentos y agrega el vinagre y el agua para luego activar el procesador varias veces hasta formar una pasta

- Esparce la pasta sobre la masa de pizza horneada

- Pon los tomates y la cebolla del tazón arriba de la pasta

- Hornea por 12 minutos

- Parte y sirve

Receta 29: Mezcla para wafles de sémola de maíz y avena

Ingredientes:

- 4 tazas de sémola de maíz

- 2 tazas de harina (integral)

- 1 ¾ tazas de harina de espelta o escanda

- 1 taza de avena arrollada

- ¾ de taza de azúcar

- ¼ de taza de polvos para hornear

- 1 cucharadita de canela en polvo
- Sal y pimienta

Instrucciones:

- Mezcla todos los ingredientes en un tazón
- Pasa la mezcla a un recipiente y séllalo. Se puede guardar por 3 meses en un lugar fresco y oscuro sin que se eche a perder
- Vierte en la waflera cuando desees y agrega los ingredientes que quieras
- Sirve

Receta 30: Ensalada del suroeste

Ingredientes:

- ½ aguacate
- ¾ de taza de cilantro
- 2 cebollines
- ½ taza de yogurt bajo en grasas
- 1 cucharada de jugo de limón

- 1 diente de ajo

- 1 cucharada de azúcar

- 3 tazas de lechuga, espinaca o cualquier hoja verde de tu elección

- Sal y pimienta

- ½ taza de frijoles negros cocidos

- ½ taza de maíz desgranado (elote)

- ½ taza de tomates *cherry*

Instrucciones:

- Coloca el cilantro, el yogurt, el aguacate, el ajo, los cebollines, el jugo de limón, el azúcar, la sal y la pimienta en la licuadora y muele

- Pon las hojas verdes de tu elección en un tazón para ensalada y agrega el aderezo del paso anterior al gusto

- Agrega el maíz desgranado, los frijoles negros y los tomates

- Sirve

Receta 31: Fideos de anacardo (cajún) con brócoli y tofu

Ingredientes:

- 1 brócoli orgánico

- 340 g de fideos al huevo

- 3 cucharadas de vinagreta de jengibre y soya

- 1 paquete de tofu

- ¼ de taza de anacardos (cajún o nuez de la India)

Instrucciones:

- Pon a hervir agua con sal en una olla

- Agrega el brócoli y cocina por 4 minutos

- Pasa el brócoli a un plato

- Vuelve a hervir el agua, agrega los fideos y cocina por 8 minutos

- Escurre los fideos

- Pon la vinagreta y los anacardos en una licuadora con un poco de agua y muele hasta que quede una mezcla suave

- Pon los fideos en una olla y agrega la mezcla de la licuadora. Cocina a fuego medio por 2 minutos

- Pasa todo a un tazón y sirve

Receta 32: Lingüine de mungo con puerro, alcachofa y lentejas

Ingredientes:

- 1 paquete de lingüine hecho de frijol mungo (orgánico)

- 1 lata de lentejas

- Jugo de limón

- 1 lata de 340 g (12 onzas) de corazones de alcachofa

- 2 puerros (poros) picados

- ½ taza de levadura nutricional

- 1 diente de ajo picado

- ½ cebolla picada

- 1 cucharada de margarina (vegana)

- Sal y pimienta

Instrucciones:

- Derrite la margarina en una olla a fuego medio
- Agrega la cebolla, el puerro y el ajo y cocina por 5 minutos
- Agrega la alcachofa y saltea por 3 minutos
- Agrega jugo de limón, las lentejas, la sal y la pimienta
- Tapa la olla, baja la intensidad del fuego y cocina por 10 minutos
- Cocina el lingüine de mungo siguiendo las instrucciones del empaque
- Pasa el lingüine a la olla de las lentejas y la alcachofa y agrega la levadura nutricional
- Mezcla bien y agrega jugo de limón al gusto
- Sirve

Receta 33: Arroz "frito" de soya y jengibre con col rizada y semillas de girasol

Ingredientes:

- ½ taza de arroz integral

- 1 taza de caldo de verduras

- 2 cucharaditas de aceite de ajonjolí

- 1 taza de pimiento verde y rojo picado

- 285 g de verduras mixtas en cubos

- 340 g de tofu en cubos pequeños

- ½ cebolla picada

- ½ taza de edamame con cáscara

- 1 cubito de jengibre picado

- 4 cucharadas de salsa de soya

- ¼ de taza de cilantro picado

- 1 hoja de col rizada

- ¼ de taza de semillas de girasol

Instrucciones:

- Cocina el arroz siguiendo las instrucciones del empaque
- Calienta el aceite de ajonjolí en una sartén a fuego medio
- Agrega la cebolla y el ajo
- Saltea por 2 minutos
- Agrega el tofu y mezcla hasta que se dore
- Agrega las verduras mixtas, el jengibre, el edamame, los pimientos, el cilantro, la salsa de soya y mezcla
- Una vez que el arroz esté cocido, agrégalo a la mezcla y baja la intensidad del fuego
- Agrega sal y pimienta y cubre la mezcla por 10 minutos
- Cocina la col rizada al vapor, pícala y mézclala junto con las semillas de girasol
- Sirve la col rizada la lado del arroz "frito"

Receta 34: Sopa de lentejas, verduras y cebada hecha en olla

lenta

Ingredientes:

- 450 g de lentejas

- 2 cebollas picadas

- 2 zanahorias picadas

- 1 lata de tomates en trozos

- 1/3 de taza de cebada

- 3 ½ tazas de agua

Instrucciones:

- Mezcla las cebollas, las lentejas, las zanahorias, los tomates y la cebada en una olla lenta

- Agrega el agua

- Tapa la olla y cocina a intensidad baja por 10 horas

- Sirve espolvoreando o agregando los ingredientes que desees

Receta 35: Barras veganas de proteína

Ingredientes:

- 1 taza de almendras

- Sal

- 1 ½ taza de avena arrollada

- 140 g (5 onzas) de proteína en polvo

- 1/3 de taza de miel de maple

- 1 cucharadita de canela en polvo

Instrucciones:

- Pica un cuarto de taza de almendras y reserva

- En un procesador de alimentos, pon el resto de las almendras y sal

- Activa el procesador hasta que se haga una especie de crema de almendra

- Agrega la proteína en polvo, la avena, la miel de maple, la canela y vuelve a activar el procesador hasta que la mezcla se suavice

- Esparce la mezcla en un refractario y espolvorea con las almendras picadas

- Si lo deseas, agrega chispas de chocolate

- Coloca el refractario en el refrigerador por 20 minutos

- Saca del refrigerador, parte y sirve

Receta 36: Ensalada de quinoa, elote y edamame

Ingredientes (para la quinoa):

- 1/3 de taza de quinoa

- 2/3 de taza de agua

Ingredientes (para la ensalada):

- 3 tazas de maíz desgranado (elote)

- 4 dientes de ajo picados

- ½ taza de cilantro picado

- 6 cebollas picadas

- 1½ taza de vainas de soya (edamame)

- 1 pimiento rojo picado

- 1 lata de 450 g (16 onzas) de frijoles negros

Vinagreta:

- 6 cucharadas de jugo de limón
- 2 cucharadas de aceite de oliva
- ¼ de taza de salsa de soya
- 2 cucharadas de mostaza

Instrucciones:

- Coloca la quinoa y el agua en una olla y cocínala siguiendo las instrucciones del empaque
- Enjuaga el elote, el edamame y los frijoles negros y pásalos a un tazón para mezclar
- Agrega la quinoa cocida, el ajo, las cebollas, el pimiento rojo y el cilantro
- Prepara la vinagreta combinando y mezclando en un tazón la salsa de soya, el jugo de limón, el aceite de oliva y la mostaza

- Deja reposar una hora antes de servir

Receta 37: Ensalada de aguacate con alubias

Ingredientes:

- 395 g (14 onzas) de frijoles *cannellini*(alubias o frijoles blancos) cocidos

- 2 tazas de tomates *cherry*

- 4 cebollas picadas

- 1 aguacate picado

- 2 cucharadas de aceite de oliva

- Sal y pimienta

- 2 cucharadas de jugo de limón

Instrucciones:

- Coloca los tomates, las alubias, las cebollas y el aguacate en un tazón

- Agrega aceite de oliva y jugo de limón

- Agrega sal y pimienta al gusto

- Mezcla hasta que se combine bien

- Sirve

Receta 38: Salteado de calabacín amarillo y alubias

Ingredientes:

- 1 cucharada de aceite de oliva

- 1 cebolla picada

- 2 dientes de ajo picados

- 1 calabacín picado

- 1 calabacín amarillo picado

- Sal y pimienta

- 1 cucharada de orégano

- 2 tomates picados

- 425 g (15 onzas) de frijoles *cannellini* (alubias o frijoles blancos) cocidos

- 1 cucharada de vinagre de vino tinto

Instrucciones:

- Calienta el aceite en una sartén a fuego

medio

- Agrega el ajo y la cebolla y mezcla por 3 minutos

- Agrega los calabacines, el orégano, la sal y la pimienta y baja la intensidad del fuego

- Sigue mezclando y cocina por 5 minutos

- Agrega los tomates, las alubias y el vinagre y sube a fuego medio

- Sigue cocinando por 2 minutos

- Retira del fuego y sirve

Receta 39: Tacos de tofu para desayunar

Ingredientes:

- 395 g (14 onzas) de tofu

- 2 cucharaditas de cebolla en polvo

- ¼ de taza de harina (integral)

- ¼ de taza de levadura nutricional

- ¼ de cucharadita de cúrcuma

- ½ cucharadita de ajo en polvo

- 8 tortillas

- Salsa al gusto

Instrucciones:

- Escurre el tofu y ponlo en un plato

- Cubre el tofu con otro plato

- Deja reposar el tofu por 20 minutos

- Desmorona el tofu y colócalo en un tazón

- Espolvorea el tofu con levadura nutricional, harina, cebolla en polvo, ajo en polvo y cúrcuma

- Calienta una sartén a fuego medio

- Agrega el tofu y muévelo hasta que se dore

- Sirve con las tortillas y la salsa

Receta 40: Espagueti de calabacín con tempeh

Ingredientes:

- 340 g (12 onzas) de tempeh
- ¼ de taza de *mirin* (similar al sake)
- 2 cucharadas de salsa de soya
- 2 dientes de ajo picados
- 1 calabacín para hacer el espagueti
- 740 ml (25 onzas) de salsa para pasta
- 1 cucharada de aceite de canola
- Brócoli picado en pedazos pequeños
- 1 taza de espinaca

Instrucciones:

- Precalienta el horno a 375 °F (190 °C)
- Mezcla el tempeh, el ajo, la salsa de soya y el *mirin* en un tazón
- Deja marinar por 30 minutos
- Usa un cortador espiral o pelador de verduras para convertir el calabacín en espagueti y ponlo en un refractario con media taza de agua

- Hornea por 30 minutos

- Calienta aceite de canola en una sartén a fuego medio o alto

- Escurre el tempeh, ponlo en la sartén y saltea por 7 minutos

- Pasa el tempeh a un plato

- Calienta la salsa para pasta en una olla a fuego medio, agrega el brócoli y cocina por 5 minutos

- Agrega la espinaca y quita del fuego

- Vierte la salsa para pasta y el brócoli sobre el calabacín y pon el tempeh arriba antes de servir

Receta 41: Torre de enchiladas

Ingredientes:

- 1 cebolla picada

- 2 pimientos rojos picados

- 2 dientes de ajo picados

- 1 cucharadita de aceite de oliva

- 2 cucharaditas de comino
- 1 lata de maíz desgranado (elotes)
- ½ taza de cilantro picado
- 2 latas de frijoles negros
- 8 tortillas
- 1 aguacate
- Ramitas de cilantro

Instrucciones:

- Precalienta el horno a 375 °F (190 °C)
- Pon aceite de oliva en una sartén a fuego alto y saltea los pimientos, la cebolla, el comino y el ajo por 7 minutos
- Añade los frijoles, el maíz desgranado y el cilantro, mezcla y retira del fuego
- Vierte salsa para enchiladas en una sartén
- Sumerge una tortilla en la salsa y pásala a un refractario para horno con borde removible o sin borde

- Repite el proceso con todas las tortillas y ponlas una sobre otra poniendo la mezcla de verduras entre cada tortilla

- Cubre el refractario con papel aluminio engrasado previamente y ponla en un refractario para hornear que tenga bordes

- Hornea por 30 minutos

- Retira del horno, quita la cubierta de aluminio y hornea 30 minutos más

- Calienta más salsa en el microondas por 30 segundos

- Parte el aguacate

- Quita el borde del refractario y pasa la torre de enchiladas a un platón adornando con el cilantro, el aguacate y la salsa

- Sirve

Receta 42: Seitán al curry estilo Panang

Ingredientes:

- ½ taza de anacardos (cajún o nuez de la India)

- 450 g de seitán

- 1 cucharadita de aceite de cacahuate (maní)

- 115 g (4 onzas) de germen de soya

- 1 taza de cebollín picado

- 2 tazas de trozos de piña

- 425 g (15 onzas) de brotes de bambú

- ¼ de taza de pasta para curry estilo Panang

- ¾ de taza de leche de coco

- ¾ de taza de caldo de verduras

Instrucciones:

- Tuesta los anacardos por 5 minutos en una sartén a fuego medio o alto y reserva

- Baja la intensidad del fuego y agrega el aceite de cacahuate para saltear el seitán por 10 minutos

- Agrega el cebollín y sigue salteando por 5 minutos más

- Agrega los brotes de bambú y los trozos de piña y cocina 5 minutos más

- Añade la pasta para curry y mezcla por un minuto

- Añade el caldo de verduras y la leche de coco y cocina por 10 minutos

- Agrega los anacardos y el germen de soya y cocina por 5 minutos

- Sirve solo o acompañado de arroz, germen de soya, anacardos y cebollín

Receta 43: Panqueques de almendra altos en proteína

Ingredientes:

- 1 porción de harina de almendras

- 1 porción de proteína whey en polvo

- 1 cucharadita de polvo para hornear

- ¼ de porción de leche de almendras

- 0.1 taza de almendra molida
- 0.1 taza de yogurt griego
- ½ porción de miel de maple

Instrucciones:

- Mezcla todos los ingredientes excepto la leche de almendras, la proteína whey y el yogurt griego
- Cocina la mezcla en una sartén formando panqueques
- Mezcla la proteína whey, el yogurt griego y la leche de almendras para usar como una capa extra arriba de los panqueques
- Baña con la miel de maple y espolvorea con almendras en trozos
- Sirve

Receta 44: Ensalada mediterránea

Ingredientes:

- 1 taza de aceitunas negras
- 3 tazas de tomates Roma picados

- 3 pepinos picados

- ½ cebolla roja (morada) en juliana

- 1/3 de taza de tomates deshidratados picados

- Aceite de tomate

Instrucciones:

- En un tazón, mezcla los pepinos, las aceitunas, los tomates Roma, los tomates deshidratados, la cebolla y el aceite de tomate

- Deja reposar antes de servir

Receta 45: Fideos soba con tofu

Ingredientes:

- ¼ detaza de vinagre de arroz

- 2 cucharadas de salsa de soya

- 1 cucharada de aceite de ajonjolí

- 1 cucharadita de semillas de ajonjolí

- 2 cucharaditas de azúcar mascabado

- 1 cucharada de aceite vegetal
- 395 g (14 onzas) de tofu en cubos
- 1 diente de ajo picado
- 2 tazas de col rallada
- 2 cebollines picados
- 1 cucharadita de jengibre
- Salsa para chili
- 1 paquete de fideos soba

Instrucciones:

- Hierve agua en una olla y cocina los fideos siguiendo las instrucciones del empaque y luego escurre
- En un tazón, mezcla la salsa de soya, el vinagre de arroz, el aceite de ajonjolí, el azúcar mascabado y las semillas de ajonjolí
- En una sartén a fuego medio, cocina el tofu por 4 minutos y reserva
- Agrega el ajo, la col y el jengibre a la

sartén y cocina por 2 minutos mezclando

- En otro tazón, combina los fideos, la mezcla del vinagre, la col, el tofu y el cebollín

- Baña con salsa para chili y sirve

Receta 46: Shakshuka vegano con acelgas

Ingredientes:

- 3 cucharadas de aceite de oliva

- 1 cebolla picada

- 4 dientes de ajo picados

- 1 manojo de acelgas

- 1 cucharadita de albahaca en polvo

- 945 ml (32 onzas) de salsa de tomate

- Sal y pimienta

- ¼ de taza de hojas de albahaca

Instrucciones:

- Precalienta el horno a 350 °F (177 °C)
- Calienta el aceite de oliva en una sartén
- Agrega la cebolla, el ajo y las hojas de albahaca y cocina a fuego medio por 5 minutos
- Agrega la salsa de tomate, pimiento rojo y albahaca y cocina por 15 minutos
- La salsa debe espesar y en ese momento puedes sazonar con sal y pimienta
- Pon agua con sal a hervir en una olla y sumerge las acelgas por 3 minutos hasta que se ablanden
- Escúrrelas
- Separa las acelgas en 8 montones y colócalas alrededor de la sartén
- Pasa la sartén a una superficie plana y espolvorea con los ingredientes que desees
- Sirve

Receta 47: Sopa vegetariana con arvejas partidas

Ingredientes:

- 6 tazas de caldo de verduras

- 1 cebolla picada

- 2 tazas de arvejas partidas secas

- 1 taza de zanahoria picada

- 2 varitas de apio picadas

- 2 dientes de ajo picados

- ½ cucharadita de mejorana

- ½ cucharadita de albahaca en polvo

- Sal y pimienta

- 5 cucharadas de zanahoria rallada

- ¼ de cucharadita de comino

- 2 cebollines picados

Instrucciones:

- Combina todos los ingredientes excepto el cebollín y las zanahorias ralladas en una olla. Deja que suelte el hervor y baja la intensidad del fuego para cocinar a fuego lento por 1 hora

- Agrega sal y pimienta y sigue cocinando a fuego lento por 10 minutos

- Coloca la sopa en una licuadora y muele, después regresa la sopa a la olla

- Calienta por 5 minutos

- Adorna con la zanahoria y el cebollín

- Sirve

Receta 48: Cazuela vegana con tomate y calabacín rostizado

Ingredientes:

- 3 calabacines

- 3 tomates

- ½ cucharadita de tomillo

- ½ cucharadita de orégano

- 2 cucharadas de aceite de oliva

- 2 dientes de ajo picados

- Sal y pimienta

- ½ cucharada de vinagre

Instrucciones:

- Precalienta el horno a 400°F (200°C)

- Lava los calabacines y córtales las puntas, rebánalos en rodajas de 5 mm de ancho

- Coloca las rodajas en un tazón y mézclalas con sal, pimienta, tomillo y una cucharada de aceite de oliva

- Luego coloca las rodajas de calabacín en un refractario para horno asegurándote de que no se toquen unas con otras y ponlas a rostizar en el horno por 10 minutos. Sácalas del horno y reserva

- Lava los tomates y rebánalos. Colócalos en otro refractario para horno y espolvoréalos con ajo, sal, pimienta, orégano, vinagre y aceite de oliva

- Pon los tomates a rostizar en el horno por 20 minutos, luego sácalos del horno y reserva

- En 4 refractarios ramekin (refractarios pequeños para horno), coloca una rebanada de tomate rostizado al fondo de cada refractario y luego 4 rodajas de calabacín arriba de cada rebanada de jitomate

- Agrega los ingredientes que desees para adornar y hornea por 10 minutos

- Saca del horno y sirve

Receta 49: Pudín de chocolate con chía

Ingredientes:

- 1/3 de taza de semillas de chía

- 1 ½ tazas de leche de almendras

- ¼ de taza de cacao en polvo

- ½ cucharadita de extracto de vainilla

- ½ cucharadita de canela en polvo

- 5 cucharadas de miel de maple

- Sal

Instrucciones:

- Pon todos los ingredientes en un tazón y mézclalos con un batidor de mano

- Cubre la mezcla y deja que repose en el refrigerador por un mínimo de 4 horas

- Sirve acompañado de los ingredientes que desees, como crema batida o fruta

Receta 50: Zanahoria al curry con triángulos de tempeh ahumados al maple

Ingredientes:

- 225 g (8 onzas) de tempeh

- 1 ½ cucharadas de miel de maple

- 1 cucharadita de aceite de oliva

- 2 cucharaditas de salsa de soya

- 1 cucharada de nuez picada

- 4 tazas de zanahoria rallada

- 1 cebolla picada

- 1 cucharada de especias para curry

- ¼ de cucharadita de cúrcuma en polvo

- 1/8 de cucharadita de pimienta negra molida

- 2 cucharadas de pasta de sésamo (tahini)

- ¼ de taza de jugo de limón

- ½ taza de perejil picado

- Sal y pimienta

Instrucciones:

- Pon aceite de oliva en una sartén a fuego alto

- Agrega el tempeh, la miel de maple y la salsa de soya y cocina por 5 minutos

- Retira del fuego y espolvorea con la nuez y la pimienta

- Mezcla la pasta de sésamo, la zanahoria rallada, el jugo de limón, el perejil, las especias y la cebolla en un tazón

- Después de mezclar muy bien, agrega sal y pimienta

- Coloca la ensalada en tazones y adorna con pedazos de tempeh

- Sirve

Receta 51: Tazón de cebada y edamame con limón

Ingredientes:

- 4 tazas de cebada

- 1 ½ tazas de vainas de soya (edamame)

- 2 tazas de arúgula

- 4 ½ tazas de agua

- 1 aguacate en trozos

- 2 bloques de tofu en cubos

- Aceite de ajonjolí

- Jugo de limón

- Orégano

- Ralladura de limón

Instrucciones:

- Combina el agua y la cebada en una olla

- Haz que hierva

- Baja el fuego y cocina a fuego lento por 40 minutos

- Retira del fuego y deja enfriar

- Mezcla el aceite de ajonjolí, el orégano, el jugo de limón y la ralladura de limón en un tazón

- Agrega la cebada y mezcla

- Agrega la arúgula, el aguacate, el tofu y las vainas de soya y mezcla de nuevo

- Sirve en tazones

Receta 52: Ensalada vegana de brócoli salteado

Ingredientes:

- 2 cucharadas de salsa de soya

- 2 cucharadas de aceite de cocina

- 680 g (24 onzas) de brócoli en juliana

- 4 dientes de ajo picados

- 1 ½ tazas de salsa para *pad thai* o similar

- 2 cucharadas de jengibre picado

- 1 lata de castañas de agua

- 2 cebollines picados

Instrucciones:

- Saltea el jengibre y el ajo en el aceite para cocina por 30 segundos

- Agrega la salsa de soya y mezcla

- Agrega el brócoli y mezcla

- Añade las castañas de agua, la salsa y el cebollín y mezcla

- Cocina sin dejar de mezclar por 7 minutos más

- Sirve

Conclusión

¡Felicidades por haber leído este libro electrónico! Aprendiste 52 recetas veganas deliciosas y llenas de proteína que son perfectas para el desayuno o el almuerzo. Aunque claro, también se pueden preparar a otras horas de comida.

Una de las críticas más comunes hacia el veganismo, a pesar de ser un modo de vida sano, es que no te permite obtener las proteínas necesarias para tu cuerpo. Cada una de estas 52 recetas, así como otras cientos o miles de recetas veganas altas en proteína que hay, demuestra que eso no es verdad. Estas recetas son la clave para consumir proteína sin comer carne ni otro producto animal.

¡Ahora lo único que tienes que hacer es probar las recetas! Escoge las que más te agraden y dales una oportunidad cada día de la siguiente semana. Después de preparar varias de estas recetas, descubrirás las que más te gusten y podrás incluirlas como parte esencial de tu dieta.

www.ingramcontent.com/pod-product-compliance
Lightning Source LLC
LaVergne TN
LVHW011945070526
838202LV00054B/4813